AF370107

MOUSSY-LYNCH

RIEN
SANS LA SANTÉ

MENS SANA IN CORPORE SANO

La santé est le trésor le plus facile à perdre et cependant le plus mal gardé.

La médecine ne sauve que les individus. L'hygiène sauve les masses.
Manger peu, beaucoup d'exercice, éviter la tristesse, voilà l'hygiène.

L'hygiène de l'âme est la science de la santé morale.

PARIS
PUBLICATIONS POPULAIRES
90, boulevard Montparnasse, 90.

RIEN
SANS LA SANTÉ

MENS SANA IN CORPORE SANO

———

La santé est le trésor le plus facile à perdre et cependant le plus mal gardé.

—

La médecine ne sauve que les individus. L'hygiène sauve les masses.

Manger peu, beaucoup d'exercice, éviter la tristesse, voià l'hygiène.

—

L'hygiène de l'âme est la science de la santé morale.

———

PARIS

PUBLICATIONS POPULAIRES

90, boulevard Montparnasse, 90

—

IMP. A. AZUR ET Cⁱᵉ, BOULEV. MONTPARNASSE, 90

HYGIÈNE

La vie est la portion de temps que le Créateur a mesurée à chaque homme : elle doit être remplie et honorée par des œuvres utiles marquant le passage de chacun sur la terre.

La vie n'est pas un don gratuit de la Providence, c'est avant tout une tâche, une mission à remplir : si elle confère des droits, elle impose des devoirs.

Que serait la vie si elle n'était un temps d'épreuve ?

Presque tous les riches en santé sont prodigues et dissipateurs de ce précieux don que la Providence leur a fait; peu en sont économes, mais aucun n'en est avare. L'homme doué d'un bon tempérament et qui n'a jamais été malade, se conduit comme celui qui jouit d'une fortune qui n'a jamais été menacée par les banqueroutes ou autres accidents malheureux qui font, souvent, un pauvre d'un riche. Cette homme, comptant imprudemment que cette santé qui lui a été si fidèle ne le quittera jamais, prend cette santé à pleine main et la gaspille dans les plaisirs, dans les veilles et les excès de toute sorte. Sa santé s'en va et les maladies arrivent.

La santé qui s'en va revient rarement. La sagesse nous conseille donc de bien la ménager lorsque nous l'avons, et d'en faire, à force de soins, d'attentions et d'égards, une amie constante qui ne nous quitte qu'à la mort.

Il importe de mettre chacun, mais surtout les ouvriers, les prolétaires, en garde contre les entraînements irréfléchis, contre l'envie d'abord et ensuite contre l'ivresse de certains mots : qu'ils sachent qu'on ne peut s'élever que par le travail et l'éducation ; que le peuple sache, avant tout, que l'inégalité de fortune, d'esprit, de valeur personnelle, est un mal incurable, inhérent à notre nature et qu'on ne peut supprimer. Voulez-vous monter? Ayez des lumières, soyez vertueux. Le droit chemin est le plus sûr et le meilleur.

Voilà le vrai; en dehors de là, il n'y a ni ordre ni justice.

Après avoir démontré ces vérités dans nos autres publications populaires, nous venons donner quelques conseils d'hygiène.

L'hygiène est l'art de prévenir les maladies.

La première règle de l'hygiène, c'est la bonne conduite. Généralement, les gens qui ne font pas d'excès se portent bien.

L'hygiène est la sœur du travail, la mère de la propreté.

L'hygiène a pour point de départ une nourriture régulière et l'usage d'une bonne eau. — Toutes les eaux ne sont pas bonnes, on n'y fait pas assez attention. Les conséquences d'une mauvaise eau sont les goîtres, les dents cariées, etc.

Régimes et Précautions suivant les saisons.

HIVER. — *Nourriture.* — Au moins à un repas, consommer de la viande, des aliments gras, des boissons alcooliques, et des féculents. L'observation des préceptes du carême convient presque à tous les estomacs.

Habitations. — Chauffées. Tenir autant que possible les appartements à une température régulière. Ventiler les chambres, et renouveler l'air au moins une fois par jour; plus une pièce est ventilée et débarrassée de ses miasmes, plus la santé est régulière. Le chauffage au poêle doit être surveillé. Ne jamais fermer la clef du poêle pour conserver la braise; nombre d'asphyxies ont été produites de cette façon.

Vêtements. — Chauds, d'étoffe de laine, peu serrés autour du corps afin de ne point gêner les mouvements, qui sont, en hiver, le point de départ d'une bonne hygiène.

Exercice. — Actif. — Un bain chaud, 35°, toutes les semaines, au moins tous les quinze jours, est indispensable. Se frotter vigoureusement avec une étoffe rugueuse pour debarrasser la peau des impuretés qu'y accumule la poussière des ateliers. On vit par la peau.

PRINTEMPS. — *Nourriture*. — Comme en hiver.

Habitations. — Chauffées autant que possible, surtout en temps de dégel, pluie ou brouillard. Le froid de la gelée est moins pernicieux à la santé que le froid de l'humidité.

Vétements. — Chauds. Il ne faut quitter le gilet de flanelle ou de laine que dans les premiers jours de juin ; mais le reprendre au mois de septembre. Le bon effet de l'application de la flanelle sur le corps n'est souvent dû qu'à son usage alternatif. Sans conseiller les sabots, éviter les chaussures humides, de là grand nombre d'indispositions.

Exercices. — Complets, — gymnastique, courses, promenades ; ne pas rentrer sans marcher. — Un purgatif léger au printemps, est excellent ; un verre d'eau minérale naturelle de Sedlitz, de Püllna ou de Saïdchutz, tous les jours pendant une huitaine. L'usage de la tisane de chicorée sauvage ou de petite centaurée pendant huit jours produit aussi un bon effet dépuratif.

ÉTÉ. — *Nourriture.* — Plus spécialement végétale. Eviter les excès. L'abus des boissons alcooliques est dangereux en été. Les boissons glacées après un exercice violent ne sont pas moins dangereuses. Eviter l'usage des fruits verts et les repas faits exclusivement avec de la verdure et des fruits. Les infusions de café froid léger ou du thé noir sont d'un bon usage ; les boissons gazeuses, les eaux minérales naturelles utiles, elles évitent les dérangements de corps pro-

duits par certaines natures d'eaux mal-
saines, dans les grandes villes.

Habitations. — Les plus aérées possible et surtout fréquemment nettoyées.
Les matières animales s'imprègnent et se
putréfient très-facilement.

Vêtements. — Larges et légers ; se
protéger la tête contre le soleil. L'insola-
tion est dangereuse.

Exercice. — Modéré. Les bains chauds
peuvent être remplacés par de fréquents
bains froids. La natation est un excellent
exercice d'été ; mais éviter le refroidissement. Ne jamais négliger le frottement
de la peau avec un linge un peu rugueux.

AUTOMNE. — *Nourriture.* — Eviter tout écart de régime. *Les excès sont
funestes.*

Les vendanges, qui se font dans cette
saison, la fabrication du vin, sont l'occa-
sion de nombreux cas de diarrhée, de
cholérine et même de choléra sporadique.
Le vin doux, le cidre, le poiré, les eaux-

de-vie de grain ne devront donc être pris qu'avec ménagement. Le régime alimentaire de l'hiver sera repris peu à peu, grâce au gibier abondant en cette saison.

. *Habitations.* — Aérées, chauffées aux premiers froids, et surtout ventilées.

Vêtements. — Chauds. Le plus possible en laine.

Exercices. — Les voyages, au commencement de cette saison et à la fin de l'été, sont un bon exercice. La chasse offre des avantages, mais elle entraîne des accidents; les pluies de l'automne ont donné bien des rhumatismes à des chasseurs ou des pêcheurs intrépides.

Tous ces principes généraux sont d'une excellente application, mais il y en a qui, pour être mis à exécution, exigent de la fortune.

Pour ceux qui sont dans des conditions moins avantageuses, qu'ils tâchent, par des moyens économiques, de suppléer aux voyages; par exemple, le dimanche, par des excursions répétées dans les bois, dans la campagne : qu'ils s'exercent à la course, à la lutte, à l'escrime, au bâton. Aux employés, une course, une promenade avant d'entrer dans le bureau, une promenade à la sortie. Pour les ouvriers en chambre, même indication.

La recommandation d'éviter les excès, s'applique à tout le monde, aux gens riches comme aux gens pauvres, les uns et les autres ont beaucoup de côtés communs, par cela même qu'ils sont aux deux extrêmes de la société. Les différences dans les excès ne portent que sur la qualité des substances consommées et le luxe des objets de plaisir.

Les riches et les pauvres sont exposés aux dangers lorsqu'ils sortent de la vie commune.

RÈGLES HYGIÉNIQUES

A OBSERVER POUR CHAQUE TEMPÉRAMENT

Tempérament sanguin.

1• Ne pas prendre l'habitude des saignées, elles deviennent une nécessité, et le sang ne se refait pas facilement. De là, l'anémie.

2° Alimentation saine, peu abondante et peu excitante.

3° Exercice fréquent et violent, dans de certaines limites cependant ; éviter les boissons stimulantes, alcooliques et le café noir.

4° La chaleur, les appartements étroits et peu aérés doivent être évités avec soin, afin de prévenir les congestions cérébrales.

Tempérament nerveux.

1° Éviter autant que possible les causes morales qui agissent sur le système nerveux. Tâcher de chasser de la pensée toutes les idées noires.

2° Pas de régime débilitant.

3° Bains fréquents.

4° Exercice modéré, mais énergique. Substituer l'activité physique à l'activité intellectuelle. Mener à la campagne une vie active et laborieuse.

Tempérament lymphatique.

1° Respirer un air pur et renouvelé. Habitation sèche, aérée et saine, dans les points élevés.

2° Exercice régulier suffisant, en rapport avec les forces.

3° Alimentation saine, abondante, plus de viande que de végétaux.

4° Eviter l'humidité.

5° Combattre les affections dès le début. Pas de purgatifs répétés. Faire usage des toniques, de l'huile de foie de morue et des eaux minérales.

Tempérament bilieux.

1° Sobriété habituelle. Eviter les excès de table, les boissons alcooliques.

2º Prendre beaucoup d'exercice.

3º Fuir les émotions morales trop vives.

4º Éviter la constipation et user des eaux minérales de Vichy, qui combattent les maladies de foie, notamment la source de la Grande-Grille ; se purger avec l'eau naturelle de Püllna.

Les tempéraments peuvent être sinon changés, du moins modifiés. L'hygiène peut atteindre ce but, et l'observation des préceptes que nous venons de donner en procure les moyens.

DES BOISSONS.

Pour les tempéraments lymphatiques et les tempéraments bilieux, l'usage continu des eaux de Vichy est indispensable. tout liquide destiné à satisfaire la soif porte le nom de *boisson*. L'Eau est la principale.

Le *vin* est d'un usage répandu en France. Dans quelques campagnes on en boit à peine, mais dans les villes il s'en consomme en excès. La ration inoffensive de vin par repas ne doit pas dépasser un cinquième de litre, soit 200 grammes.

La *bière* vient après le vin; sous certain rapport, même, elle lui est supérieure. Outre qu'elle renferme moins d'alcool, elle contient des matières nutritives analogues à celles qui sont renfermées dans le pain. Il est constaté que 1 kilogramme de bière (à peu près un litre) nourrit presque autant que 100 grammes de pain. A un repas, on peut consommer sans inconvénient, jusqu'à un demi-litre de bière.

Les *bières françaises* ne contiennent environ que 3 pour 100 d'alcool.

Les *bières anglaises* en contiennent environ 5 à 7 pour 100. On devra donc boire un peu moins des secondes.

Le *cidre* et le *poiré* sont bons pour ceux qui en ont l'habitude. Ils peuvent être pris à la quantité de 400 grammes par repas. Les personnes étrangères aux pays ne doivent en consommer que moitié.

La *piquette* rend des services aux individus qui se livrent à des exercices très-laborieux.

L'*eau-de-vie*, le *rhum*, le *tafia*, les *liqueurs spiritueus.s*, ne doivent être consommés qu'en très-petite quantité; mélangés avec de l'eau, ils ont moins d'inconvénients. Tous les désordres de santé des ivrognes, appelés *alcoolisme*, survenant après des excès d'eau-de-vie, sont plus graves que ceux qui résultent des excès de vins blancs ou de vins rouges.

La boisson chaude étanche mieux la soif que celle froide. — Le thé à ce point de vue est excellent.

La *boisson glacée* est utile aux estomacs paresseux. L'estomac éprouve dans cet usage la même réaction que les mains frottées dans la neige.

Se défier des *boissons froides* quand l'estomac est vide ou le corps en transpiration.

DIGESTION.

La plus grande cause des mauvaises digestions provient d'un défaut de mastication suffisante; d'où on peut conclure que tout individu qui mâche incomplétement ses aliments, soit par mauvais état des dents ou de maladie des gencives empêchant la salivation, digère obligatoirement mal.

La nourriture est animale ou végétale.

L'une et l'autre ne nécessitent pas la même mastication.

La nourriture végétale, pain, soupe, légumes, etc., a besoin, pour être digérée, d'une très-grande salivation ; aussi, pour les enfants, est-il nécessaire de leur donner des aliments préalablement mâchés et par suite insalivés ; mais comme il y a quelque chose de repoussant dans cette salive étrangère, on peut mélanger 16 grammes de farine de froment, 16 gr. de farine de malt et 37 centigrammes de bicarbonate de soude, 32 grammes d'eau et 116 grammes de lait de vache, et on obtient une *excellente nourriture pour les enfants*.

Pour la viande qui se digère dans l'estomac, la mastication est moins importante.

Partant de cette idée, voici quelques avis hygiéniques au sujet de la mastication des substances végétales et animales.

Aux personnes qui ont des digestions pénibles par suite du mauvais état des dents ou de l'intérieur de la bouche, nous dirons : Usez d'une nourriture *mixte*, plutôt animale que végétale, astreignez-vous à mâcher avec beaucoup de soin et beaucoup de lenteur ; n'avalez qu'au moment où la nourriture est devenue presque complétement liquide.

Aux personnes qui ont des digestions pénibles, déterminées par une mastication trop précipitée, nous dirons : Puisqu'il ne vous est pas possible de mâcher assez longtemps vos aliments, nourrissez-vous presque exclusivement de viande.

Ce précepte est particulièrement applicable aux personnes qui voyagent fréquemment en chemin de fer, où le peu de temps qu'on accorde pour les repas est une cause de dyspepsie. Les voyageurs quittent les buffets à la hâte, étouffent; ils éprouvent des pesanteurs pénibles, des borborygmes, etc., en un mot, ils sont momentanément dyspeptiques. Or, l'expérience a depuis longtemps appris que l'on évite totalement ces accidents morbides en observant le régime alimentaire que nous venons d'indiquer, c'est-a-dire en se nourrissant presque exclusivement de viande.

EAU.

Bien faire attention à l'Eau qu'on boit. L'Eau est un aliment comme la viande et le pain.

Elle doit être liquide, pure, claire, bien aérée, légère, sans odeur.

L'Eau est la boisson par excellence de l'homme bien portant. Si on redoute le changement d'eau, faire usage des Eaux minérales naturelles, suivant les tempéraments. — Bilieux, Eau de Vichy ou Chateldon, etc.

L'Eau est dans tout notre corps, et

en desséchant au four un cadavre pesant 60 kilog., on le réduit à 6 kilog. Notre corps n'est donc qu'une éponge gonflée d'eau.

Propreté.

La propreté est le point de départ de la santé, c'est le commencement de l'hygiène.

ÉPIDÉMIES

L'expression *Epidémie* est composée de deux mots grecs qui signifient *sur le peuple*, par opposition à l'expression *endémie*, qui veut dire *dans le peuple*. Il semble en effet que la cause des maladies épidémiques soit tout à fait étrangère à la constitution, aux habitudes des populations sur lesquelles elle exerce son action, tandisque les maladies endémiques, tenant essentiellement à des causes locales permanentes qui finissent par altérer l'organisation des habitants des lieux malsains, sont véritablement *dans le peuple*, en ce sens que l'économie finit par retenir en elle le germe des affections endémiques.

Les fièvres intermittentes des pays marécageux, par exemple, sont des affections endémiques dues à la présence des eaux dormantes ; les maladies épidémiques, au contraire, sont le résultat d'influences générales, vagues, errantes, mobiles et passagères. Il est des maladies épidémiques dont la succession des saisons et les variations physiques des qualités de l'atmosphère peuvent permettre de concevoir le développement : il en est d'autres qui appartiennent à des phénomènes terrestres tout à fait en dehors de nos observations, et dont il ne nous est pas permis de soupçonner la nature. — Voyez le CHOLÉRA, qui, parti du fond de l'Asie, son berceau, est venu prendre droit d'habitation parmi nous : qui pourrait jamais imaginer d'en rechercher la cause dans quelques-unes de ces variations insignifiantes qui nous sont révélées par nos instruments, dans la pesanteur, la température, l'humidité ou la sécheresse de l'air ? Quelles variations possibles pour des pays placés dans des conditions différentes pourraient jamais expliquer l'identité d'une maladie dans des organisations montées sur des tons si peu semblables ? Quelle différence entre la physiologie des habitants de lieux aussi variés que Calcutta, Varsovie, Londres, Paris, Constantinople, Alexandrie, Alger, Marseille ! Quelle différence entre l'organisation humaine, fonctionnant l'été aux Indes ou en Egypte, et l'hiver à Saint-Pétersbourg ou en Pologne ! Et cependant, quand le choléra se met en marche, il exerce une telle puissance d'action sur des individus qui se ressemblent si peu, il domine tellement toutes les différences organiques acquises ou accidentelles, dues aux climats, aux habitudes, à la nourriture et aux saisons ; il produit une impression si profonde, que toutes les prédispositions locales et individuelles se taisent pour laisser apparaître le grand phénomène organique éveillé par l'influence épidémique, quelle qu'elle soit. — Pour bien faire comprendre ce que c'est que cette influence, et combien elle est en dehors des qualités variables de l'atmosphère nous ne pouvons même la comparer qu'à un agent spécifique qui, tel que les virus, les poisons, éveille en général dans toutes les économies les mêmes phénomènes généraux.

Nous n'avons pas la prétention pour le choléra qui malheureusement infeste nos contrées, de donner pour le combattre un curatif puissant et certain, mais dans l'intérêt de la classe ouvrière et de l'humanité, nous croyons devoir indiquer les précautions hygiéniques qui sont les moyens les plus sûrs de combattre une maladie qui n'a cessé de répandre l'effroi parmi nous.

INSTRUCTION POPULAIRE

SUR LE CHOLÉRA

PREMIÈRE PARTIE.

Précautions hygiéniques à prendre contre l'épidémie.

I. Le calme de l'esprit est toujours une des conditions les plus favorables à la santé, à plus forte raison pendant une épidémie.

II. Une alimentation modérée, saine, régulière et convenablement substantielle, est un des préceptes d'hygiène qu'il est important d'observer.

Toute perturbation dans les habitudes de la vie, tout changement dans une alimentation dont on se trouve bien, est une innovation fâcheuse.

On ne saurait exclure de l'alimentation journalière aucun aliment, d'une manière absolue, mais on sait que les excès en vin ou en liqueurs alcooliques, la trop grande quantité de nourriture sont autant de causes qui amènent le trouble dans la digestion. Dans les temps ordinaires, on supporte sans de grands inconvénients un surcroît d'alimentation et de boissons ; en temps de choléra, *c'est une des causes les plus puissantes* de son invasion.

Sans prétendre exclure de la vie habituelle aucune substance alimentaire, nous ferons cependant observer que la diarrhée étant le symptôme le plus ordinaire du choléra, il y a lieu d'user avec modération des aliments réputés relâchants.

En hiver, les personnes appelées par leurs occupations à sortir de bonne heure doivent éviter d'être à jeun.

Il ne faut jamais se désaltérer que lorsqu'on n'est plus en sueur ; toute boisson froide, et surtout les boissons glacées, prises quand on a chaud, sont dangereuses. En tous cas, il est préférable de faire usage, au lieu d'eau pure, de l'eau additionnée de vin ou d'eau-de-vie, ou d'infusion de café ou de rhum.

Les eaux gazeuses préparées avec des poudres *sont purgatives* lorsque les sels restent dans la boisson ; il faut s'en abstenir.

III. Il importe de se vêtir de manière à se préserver des impressions du froid ; il importe surtout d'éviter les transitions brusques de la température et le refroidissement subit, qui sont dangereux.

Les personnes sensibles au froid et à l'humidite feront bien de porter de la laine sur la peau, ou au moins une ceinture de flanelle.

IV. Une des conditions importantes à observer durant les épidémies, c'est la salubrité des habitations. Il est donc nécessaire de mettre à exécution toutes les mesures qui ont été prescrites dans l'ordonnance publiée à ce sujet. Nous nous bornerons à rappeler ici qu'il faut éviter l'encombrement des habitations, qu'il faut renouveler l'air des chambres en ouvrant fréquemment les fenêtres et en entretenant du feu dans les cheminées ou dans les poêles.

En été, quelques personnes couchent les fenêtres ouvertes ; cette pratique est dangereuse en ce qu'elle expose, pendant le sommeil, aux variations de la température, si communes durant la nuit.

Quant à la température des habitations, elle doit être modérée.

V. Durant les épidémies, en général, on doit, tout en continuant de vaquer à ses occupations habituelles, le faire cependant dans une certaine mesure ; la fatigue corporelle, les travaux de cabinet trop prolongés, les veilles dans le travail, l'abus du plaisir sont très-nuisibles. Sous ce rapport, la vie doit être réglée, uniforme et exempte de tout excès.

DEUXIÈME PARTIE.

Conduite à tenir : 1° à l'apparition des symptômes qui précèdent ordinairement le choléra ; 2° au début de la maladie elle-même.

L'expérience a démontré que, dans toute maladie épidémique, l'encombrement des habitations est toujours une condition fâcheuse ; il convient, en conséquence, de prendre les mesures propres à l'éviter.

On peut affirmer qu'à de rares exceptions près, si brusque que soit l'invasion, le choléra est cependant précédé de symptômes qui peuvent en faire craindre le développement.

Le plus commun de ces symptômes, *c'est la diarrhée,* même la plus légère, et telle en est l'importance, qu'il suffit de la faire céder au moment où elle se développe, pour prévenir la maladie. *Il y aurait donc danger à la laisser durer.*

On peut arrêter la diarrhée par des moyens très-simples qu'on fera bien d'employer avant l'arrivée d'un médecin, qu'il faut toujours s'empresser d'appeler. Ces moyens sont les suivants : *diminution ou abstinence complète d'aliments; usage de riz et de ses préparations; infusion de thé ou de camomille ; administration de quarts de lavement de décoction de guimauve et d'amidon cru.*

DÉBUT DU CHOLÉRA.

La très-grande généralité des faits observés jusqu'à présent démontre que les chances de guérison sont d'autant plus grandes que les secours sont administrés à une époque plus rapprochée du début du choléra. Il est donc nécessaire de faire connaître les principaux symptômes qui annoncent l'invasion de cette maladie, et d'indiquer les premiers secours qu'il faut donner dès leur apparition.

Le choléra s'annonce ordinairement par une lassitude *profonde et subite*, des coliques, de la diarrhée avec garde-robes d'abord colorées, puis *incolores* et *ressemblant à l'eau de riz*, des nausées et des vomissements, une altération *très-marquée* des traits du visage, le refroidissement du corps et de la langue, des crampes, enfin un état bleuâtre des lèvres et de la face.

Dès que quelques-uns de ces symptômes viennent à se montrer, il faut appeler un médecin. En attendant son arrivée, on se hâtera de mettre en pratique les moyens suivants :

On excitera la peau et on y appellera la chaleur, en plaçant aux pieds du malade et entre les cuisses une bouteille d'eau chaude, ou des briques chauffées et enveloppées de linge.

On entourera le malade de linges chauds, de plusieurs couvertures de laine et l'on promènera entre ces couvertures des fers chauffés ou une bassinoire, de manière à agir sur toute la surface du corps.

Pendant la préparation de ces moyens ou durant leur emploi, on frictionnera fortement et *longtemps* les membres avec le creux des mains, une brosse douce, de la flanelle ; on pourra arroser la flanelle d'eau-de-vie camphrée, d'eau-de-vie ou d'eau de Cologne ; il est bon que ces frictions soient faites par deux personnes placées de chaque côté du malade, en ayant soin de ne pas le découvrir.

On fera boire une infusion chaude de tilleul, de thé ou de menthe additionnée de quelques gouttes d'eau-de-vie.

Si ces tisanes paraissaient augmenter les vomissements, on emploierait avec avantage l'eau gazeuse ou la glace par petits morceaux, et l'on promènerait des sinapismes sur les jambes et sur les cuisses.

Il sera utile, toutes les fois qu'on le

pourra, de coucher le malade dans une pièce séparée, afin de le placer dans les conditions les plus favorables de salubrité.

CONVALESCENCE.

La convalescence nécessite des précautions que le médecin devra faire connaître au malade. Toutefois, on ne saurait trop recommander aux convalescents l'observation rigoureuse des règles de préservation qui ont été exposées dans la première partie de cette instruction. Il faut surtout qu'ils évitent le froid, l'humidité et les écarts de régime, car les personnes qui ont été atteintes du choléra sont exposées à des rechutes.

Nous croyons devoir terminer cette instruction en déclarant formellement au public qu'il ne doit accorder aucune confiance aux prétendus moyens préservateurs et curatifs dont on annonce et dont on vante les propriétés. Si l'autorité était assez heureuse pour connaître un semblable moyen, elle ne manquerait pas de le publier et de le recommander.

FIN.

PUBLICATIONS POPULAIRES

LES DEVOIRS..	10 c.
DE L'ÉDUCATION....................................	—
PENSÉES ET MAXIMES..............................	—
LE CABARET.......................................	—
L'IMPÔT..	—
QUELQUES VÉRITÉS.................................	—
LA MAUVAISE PRESSE...............................	—
FABLES...	—
LE VOYAGEUR......................................	—
LE PETIT MATHIEU.................................	—
LES DEUX MAISONS.................................	—
JACQUART...	—
GROS-JEAN..	—
LE BONHOMME RICHARD..............................	—
L'ARGENT...	—
L'AGRICULTURE AU POINT DE VUE CHRÉTIEN...........	—
LES MAUVAIS LIVRES...............................	—
L'IVROGNERIE.....................................	—
LES GRÈVES.......................................	—
LA FRATERNITÉ....................................	—
RIEN SANS LA SANTÉ, HYGIÈNE ET ÉPIDÉMIES.........	20 c.

Paris. — Imp. Antonio Azur, boulevard Montparnasse, 36.